BEI GRIN MACHT SICH IHR WISSEN BEZAHLT

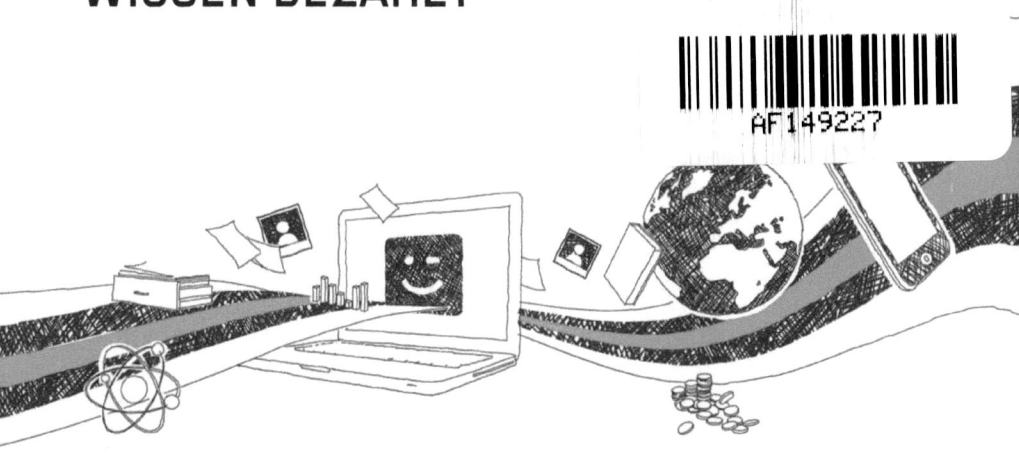

- Wir veröffentlichen Ihre Hausarbeit, Bachelor- und Masterarbeit

- Ihr eigenes eBook und Buch - weltweit in allen wichtigen Shops

- Verdienen Sie an jedem Verkauf

Jetzt bei www.GRIN.com hochladen und kostenlos publizieren

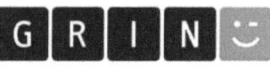

Isolde A. Kretzschmar

Persönlichkeitsentwicklung in der zweiten Lebenshälfte nach C. G. Jung

GRIN Verlag

Bibliografische Information der Deutschen Nationalbibliothek:

Die Deutsche Bibliothek verzeichnet diese Publikation in der Deutschen National-
bibliografie; detaillierte bibliografische Daten sind im Internet über http://dnb.d-
nb.de/ abrufbar.

Impressum:

Copyright © 2006 GRIN Verlag GmbH
Druck und Bindung: Books on Demand GmbH, Norderstedt Germany
ISBN: 978-3-656-07860-9

Dieses Buch bei GRIN:

http://www.grin.com/de/e-book/183470/persoenlichkeitsentwicklung-in-der-zweiten-
lebenshaelfte-nach-c-g-jung

GRIN - Your knowledge has value

Der GRIN Verlag publiziert seit 1998 wissenschaftliche Arbeiten von Studenten, Hochschullehrern und anderen Akademikern als eBook und gedrucktes Buch. Die Verlagswebsite www.grin.com ist die ideale Plattform zur Veröffentlichung von Hausarbeiten, Abschlussarbeiten, wissenschaftlichen Aufsätzen, Dissertationen und Fachbüchern.

Besuchen Sie uns im Internet:

http://www.grin.com/

http://www.facebook.com/grincom

http://www.twitter.com/grin_com

Gliederung:

1.1. Motivation zum Thema

Es gibt viele Erforschungen über die Persönlichkeitsentwicklung, in der Pädagogik, im Bereich der Jugendforschung und Kriminalitätsforschung. Sozusagen untersucht sind weitgehend Entfaltungen in den ersten Lebensjahrzehnten. Nach Freud ist ein Mensch ab der zweiten Lebenshälfte nicht mehr therapiefähig, da seine Strukturen seiner Persönlichkeit schon gefestigt seien. Aber diesen Gedankengang sollte man kritisch hinterfragen. Ein älterer Mensch, auch wenn er zwar schon vielfältige Erfahrungen gesammelt sowie Lebensziele wie Familie, Beruf usw. erreicht hat, bekommt gerade mit dem Erwachsenwerden der eigenen Kinder, Eintritt in die Rente, neue Herausforderungen, die er bewältigen muss. So ist es natürlich erforderlich zu erforschen, inwiefern der Mensch im Alter sich noch weiter entwickelt.

1.2. Aufbau der Arbeit

Die vorliegende Arbeit befasst sich mit der Persönlichkeitsentwicklung in der zweiten Lebenshälfte. Es bietet sich an, zunächst wichtige Aspekte der psychologischen Persönlichkeitsforschung darzulegen. Da will ich als Erstes den Persönlichkeitsbegriff definieren. So will ich als Nächstes den Gegenstand der Persönlichkeitspsychologie enger fassen mit grundlegenden Faktoren. Als weiteren wichtigen Punkt will ich die Aufgaben der Persönlichkeitsforschung beschreiben. Da die Arbeit Persönlichkeitsentwicklung im Alter thematisiert, möchte ich die allgemeinen dazu Feststellungen vorstellen und den Stand der empirischen Forschung erläutern. Im Zusammenhang mit dem Alter will ich auf die Persönlichkeitsentwicklungen der zweiten Lebenshälfte nach C. G. Jung gründlich eingehen. Zunächst ist von mir über seine Sichtweise über das Werden der Persönlichkeit schreiben. Bevor ich auf die Typen verschiedener Persönlichkeit eingehe, will ich seine Grundgedanken, aus denen seine Theorie entstanden ist, kurz zusammenfassen. In den folgenden beiden Abschnitten beschreibe ich den Typus der Extraversion sowie Introversion. Im nächsten Kapitel fasse ich die Beschreibung C.G. Jungs über die Lebenswende zusammen, indem ich zuerst einmal die allgemeine Problematik des Kulturmenschen, dann die Bewusstseinsstufen und als Letztes die zweite Lebenshälfte erörtere.

2. Aspekte der psychologischen Personwissenschaft

Im ersten Abschnitt wird zunächst der Persönlichkeitsbegriff genau definiert werden. Der Gegenstand der Persönlichkeitsforschung wird im darauf folgenden Abschnitt genauer erläutert. Im letzten Abschnitt dieses Kapitels will ich kurz die Aufgaben dieses Forschungsgebietes vorstellen.

2.1. Persönlichkeitsbegriff

Alle Autoren, die sich mit dem Persönlichkeitsbegriff befassen, sind sich einig, dass bei jedem Menschen die Persönlichkeit ein einzigartiges, relativ überdauerndes und stabiles Verhaltenskorrelat ist. Diese Behauptung kann auch genau aufgeteilt werden:

Konkretes Handeln und Erleben setzen Schemata und Dispositionen voraus, auf die sich die Persönlichkeit bezieht. Es bedeutet, dass die Persönlichkeit sich nicht direkt aber indirekt auf das Handeln und Erleben anderer Personen in konkreten Situationen bezieht. Allerdings müssen die Dispositionen über Verhalten in konkrete Situationen erfasst werden und daraus herausgefiltert werden. Auf diese Weise sind Dispositionen individuelles Handelns und Verhaltens als Verhaltenskorrelat oder Verhaltenssubstrat zu betrachten. Dabei ist zu betonen, dass jedes Verhaltenssubstrat jeder Person eine eigene einmalige Struktur besitzt. So kann man jeden Einzelnen mit der besonderen Konfiguration von Dispositionen seines Verhaltens beschreiben. Zwischen der Persönlichkeitspsychologie und der Differentiellen Psychologie werden mit Hilfe dieser einzigartigen Konfiguration von Persönlichkeitsmerkmale unterschieden. Die Persönlichkeitspsychologie befasst sich mit der Gesamtheit aller Dispositionen, wobei die Differentielle Psychologie sich mit der inter- und intraindividuellen Variation von Persönlichkeitsmerkmalen beschäftigt. Dispositionen individuellen Verhaltens müssen über den zeitlichen Verlauf überdauernd und stabil deutlich sein. So ist festzuhalten, dass es sich im Bereich der Persönlichkeitspsychologie nicht um temporäre und sich wechselnde Determinanten des Verhaltens es handelt. Aus dem Bereich der Erkenntnistheorie ist noch zu bemerken, ob bei den Dispositionen individuellen Verhaltens sich um real existente Einheiten handelt. Es können auch aus dem Verhalten abstrahierbare gedankliche Konstruktionen sein, die anders entworfen sein können. In Deutschland wurde die ontologische

Betrachtungsweise von Wellek und Lersch vertreten. Die konstruktivistische Betrachtungsweise besitzt Vorteile, von denen ich kurz zwei erwähnen will:

Der Vorteil liegt darin, dass der Konstruktivismus für neue inhaltliche und theoretische Konzeptionen offen ist. Damit berücksichtigt sie das Prinzip der Historizität und Weiterentwicklung wissenschaftlicher Bemühungen. Als weiterer Punkt ist zu erwähnen, dass der Konstruktivismus über den empirischen Weg das individuelle Verhalten zugrundeliegender Dispositionen verfeinert. Die Orientierung dieser Verfeinerung erfolgt an der Tauglichkeit dispositioneller Konstrukte für den Sinn einer effektiven Verhaltensvorhersage. (Vgl. Schneewind, 1992)

2.2. Gegenstand

Zunächst ist hier festzuhalten, dass jeder Mensch sich im Austausch mit der Umwelt befindet. Die Persönlichkeitspsychologie befasst sich mit dem speziellen Bereich dieses Austausches. Es ist besonders der Bereich des Erlebens und Handelns in dieser Person-Umwelt-Relation gemeint. Diese Beziehung zwischen Person und Umwelt besteht aus vier Komponenten: 1. der Umwelt; 2. dem Gehirn als Verarbeitungszentrum sowie Erfahrungsschemata der Person; 3. ihrem Handeln und abschließend 4. den daraus Handlungskonsequenzen.

Ich beginne beginnen mit der Beschreibung der Umwelt: Die Person steht in ständiger Konfrontation mit materiellen und sozialen und diversen mehr Umständen. Die Informationsaufnahme basiert auf diesen Umweltereignissen, die der Mensch im Bereich seiner subjektiven Informationsverarbeitung auswertet. Mit der bewussten Auseinandersetzung zur Umwelt sammelt der Mensch einerseits konkrete Erfahrungen und Erlebnisse, und anderseits werden die vorhandenen Erfahrungsmuster aktualisiert, indem sich die Person mit der Umwelt und sich auseinandersetzt. Jedoch sind die Erfahrungsmuster durch das biologische Substrat determiniert, an welches das Individuum in seinem Leben gebunden ist. So stellt der Mensch ein psychophysisches System dar. Die aktuellen Erfahrungsmuster resultieren aus der miteinander in Wechselwirkung stehenden Entwicklung psychischer und physischer Struktur. Das interne Erfahrungsmodell eines Menschen wird bei einem bestimmten

Zeitpunkt als gegebenes Erfahrungsmuster nach außen repräsentiert. Die Inhalte des internen Erfahrungsmodells sind Gegenstand des bewussten Erlebens und unterstehen dem Zugriff des reflexiven Bewusstseins. So bilden sie eine höher gestufte Ebene: ein internes Metamodell der Erfahrung. Diese Ebene ermöglicht dem Menschen eine Selbststeuerung seines Handelns und Erlebens. "Der Gegenstand der Persönlichkeitspsychologie ist nicht nur die in der Umwelt erlebende und handelnde Person, sondern darüber hinaus die im Erleben und Handeln sich ändernde Person in einer sich ändernden Umwelt." (Schneewind, S. 54, 1992)

2.3. Aufgaben

Die Aufgaben der Persönlichkeitspsychologie lassen sich in vier Teilen Beschreibung, Erklärung, Vorhersage und Veränderung individuellen Erlebens und Handelns zusammenfassen. Die Persönlichkeitsbeschreibung wird in zwei Aspekte untergliedert: a, die Zustandsbeschreibung soll den momentanen Stand der Persönlichkeit an; b, die Persönlichkeitsmerkmale werden aus ihrem Umwelt- und Handlungsbezug herausgefiltert. Die zunächst intensive Suche nach zeitstabilen und situationsinvarianten Strukturen der Persönlichkeit führt zur Vereinfachung des empirischen Forschungsansatzes. Allerdings kann ein zu simpler Ansatz die Anwendungstauglichkeit der Forschungsbefunde negativ beeinflussen. Hingegen befasst sich die Veränderungsbeschreibung mit vorhandener Stabilität und Wandel des individuellen Lebens und Handelns im Zusammenhang eines sich verändernden Umweltkontextes. Wenn Persönlichkeitsmerkmale im Mittelpunkt stehen, wird so auch von Veränderungswerten geschrieben. Sie geben das Ausmaß der infraindividuellen Variation menschlichen Erlebens und Handelns im Zeitverlauf an. Bei der Persönlichkeitserklärung handelt es sich um die erfasste Registrierung individuellen Verhaltens im zeitlichen Querschnitt. Hier bemüht man sich, die Bedingungen zu finden, die die interindividuellen Unterschiede sowie intraindividuelle Veränderungen verursachen. Das interne Erfahrungsmodell wird in drei Teilmodellen klassifiziert: internes Umweltmodell, internes Selbstmodell und internes Beziehungsmodell. Das interne Umweltmodell zeigt die Umstände der Umwelt eines Menschen, die durch eigenständige oder vermittelte Erfahrung im Lauf seines Lebens eine Rolle gespielt haben, also

Gegenständlichkeiten der materiellen und sozialen Umwelt, die sich bildhaft oder sprachlich gezeigt, einprägten. Die Person hat sich mit dieser ihrer Umwelt handelnd auseinandergesetzt und diese sich damit angeeignet. Es gibt die persönlich handlungsrelevanten Erfahrungswerte, die in Erwartungen, die ein Mensch in seinem Verhalten zu abgrenzbaren Objekten seiner Umwelt hat, und die Erfahrung in Bewertungen, die selbiger mit den Objekten in spezifischen Handlungskontexten verbindet unterscheidet. Alle Erfahrungen, die sich ein Mensch im Umgang mit sich selbst angeeignet hat, werden im internen Selbstmodell zentralisiert. Die Verbindung zwischen dem internen Selbstmodell und dem internen Umweltmodell wird im internen Beziehungsmodell durchgeführt. Bei der Persönlichkeitsanalyse sind Prognosen über zukünftiges individuelles Verhalten sehr bedeutsam für die Praxis. Diese Verhaltensprognosen ab zweiter Lebenshälften werden mit Hilfe einfacher Veränderungsbeschreibungen durchgeführt. Mit empirischen Analysen wird die zeitliche Verlaufsgestalt von Verhaltensentwicklungen beobachtet. Es werden ab einem bestimmten Zeitpunkt Informationen über eine Person festgehalten. Mit diesem Verfahren gewinnt man Vorhersagespielraum Prognose, um eine sichere für ihr zukünftiges Verhalten zu erzielen. Allerdings hängt diese Vorhersage auch von der Stabilität der Persönlichkeitsmerkmale ab. Es gibt unbedingt eine Regel zu berücksichtigen: Der terminliche Abstand erster Einschätzung, erster Messung als Basis und der Zeitspanne zwischen zukünftiger Maßstabsfindung der Verhaltensweisen darf nicht so fern sein. Je länger dieser Abstand ist, desto ungenauer werden die Zukunftsprognosen. Am Beispiel der Intelligenz ist eine - sofern sich keine Demenz ankündigt - Stabilität von Dauer oft über Jahrzehnte festzustellen. Hingegen werden Werthaltungen, Selbstbeurteilungen sowie ab Lebensmitte Einstellungen von Jahr zu Jahr, oftmals innerhalb weniger Monate, als instabil dargestellt. Die Persönlichkeitsveränderung, die für diese Hausarbeit sehr interessant ist, befasst sich mit dem eingreifend unterstützenden Handeln pro ältere Generation. Das Ziel liegt in der vernünftigen, altersgemäßen Veränderung des menschlichen Verhaltens. (Schneewind,1992)

3. Persönlichkeitsveränderung im zunehmenden Alter

Im Bereich der Persönlichkeitsveränderungen im Alter wurden bisher eher keine

Forschungen durchgeführt. Man befasste sich weitgehend nur mit der Erfassung der noch geistigen Leistungsfähigkeit und mit sozialen Interaktionen. Auf Grund von Hinweisen auf Veränderungen im Erleben und Verhalten erweiterte man das Forschungsgebiet. Es gab Feststellungen, dass der alte Mensch nicht gleichgültig wird oder ist, sondern nur anders fühlt als früher. Nach dem damaligen Kenntnisstand wurden Persönlichkeitsveränderungen ausgelöst durch nachlassende Antriebsstärke folglich nahm man Antriebsmangel an. Diese Vermutungen beruhen weitgehend nicht auf empirischer Grundlage, sondern wurden durch die Untersuchungen der Intelligenz formuliert. Die Betonung der Intelligenz ist nicht nur auf Konzentration des Leistungsaspekts der gegenwärtigen Leistungsgesellschaft zurückzuführen sondern auf methodische Gründe. (Vgl. Lehr, 1998)

In der Psychoanalyse berufen sich die Erkenntnisse auf Klinische Forschung und Kriminologische Wissenschaften. Bei letzteren muss man bedenken, dass hier Extremgruppen von Persönlichkeiten untersucht wurden, die nicht auf den Normbereich übertragen werden können. Aus dem Bereich der Psychoanalyse war Sigmund Freud der erste, der die Herausforderungen der entwicklungsbedingten Persönlichkeitsveränderungen erkannte. Allerdings war seine Theorie auf die Libidoentwicklung so stark fixiert. C. G. Jung sieht in der Persönlichkeitsentwicklung einen weiter führenden Prozess, der über Selbstverwirklichung, Selbstidentifikation und Selbstwerdung. Dabei bedeutet die Individuationskrise der Wendepunkt. Allerdings beruhen sich die einzelnen Fallstudien auf gestörter Persönlichkeitsentwicklung. So ist die Übertragbarkeit auf den Normbereich nicht ohne weiteres durchzuführen. Im verstärkten Maße betrifft es vor allem auf die Übertragung der Erkenntnisse auf altersbedingte Persönlichkeitsveränderungen im Alter. (Vgl. Lehr, 1998)

4. C. G. Jung

Nachdem ich nun die Grundlagen der Persönlichkeitsforschung vorgestellt habe, will ich nun das Thema in Zusammenhang mit C. G. Jung eingrenzen und zunächst seine Gedanken zum Werden der Persönlichkeit erklären. Als Nächstes werden die zwei Grundtypen psychischer Ausprägung - der Extraversion - der Introversion - definiert und als Letztes die Lebenswende beschrieben.

4.1. Werden der Persönlichkeit

Im Erwachsenen steckt ein ewiges Kind. Er ist immer noch Werdender, wird nie vollkommen sein und benötigt wiederholt Pflege, gute Einflüsse Aufmerksamkeit und Erziehung bzw. Disziplin. Ein Teil der menschlichen Persönlichkeit will sich zur Ganzheit entwickeln. Aber von vollkommener Ganzheit ist der Mensch lebenslang entfernt. Das menschliche Wesen ist sich seines Mangels bewusst und will sich als Kompensation dieses Defekts der perfekten Selbsterziehung des in sich inneren Kindes bemächtigen. Allerdings ist die zuerst kleine Persönlichkeit im aufwachsende Kind wie ein Keim, der sich im Lebensverlauf allmählich entwickelt. Folgende Eigenschaften wie Bestimmtheit, Ganzheit und Reifung sind für die Persönlichkeit unentbehrlich. Diese Merkmale eignen jedoch sich noch nicht für das Kind, da es sich dorthin erst durch Reifungsprozesse und Erziehung entwickeln soll. Wenn das Kind solche Kriterien schon erfüllen wüsste, wäre es seiner Kindheit beraubt. In der Kindheitsphase kann niemand sich zu einer autonomen Persönlichkeit entwickeln. Erst der ab Pubertät junge Erwachsene kann durch seine sich findende Lebenseinstellung zu seiner vollen Persönlichkeit reifen. Das bedeutet, dass im Erwachsenenalter man sich mehr und mehr zu einem seienden und wirkenden Einzelwesen heraus arbeitet. Die Persönlichkeit lebt von höchstem Lebensmutes und absoluter Zusage an das individuell Seienden. Auch erfolgreiche Anpassung an das universal Gegebene bei größtmöglichen Freiheit der eigenen Entscheidung gehört dazu. Aus schwer oder gar undeutbaren Keimanlagen entfaltet sich die Persönlichkeit im Lebensverlauf. Erst durch unser Tun wird sichtbar, wer wir sind. Allerdings ist das Ziel zur völligen Verwirklichung der Ganzheit unseres Wesens ein unerreichbares Ideal. Trotzdem spricht Unerreichbarkeit nie gegen ein Ideal, da Ideale wichtige Wegweiser und keine Ziele sind. Die Natur verändert sich durch kausal wirkenden Zwang. "Ohne Not verändert sich nichts, am wenigsten die menschliche Persönlichkeit." (Jung, 1995, S. 102) Die Persönlichkeitsentfaltung benötigt den motivierenden Zwang innerer und äußerer Schicksale. Eine Entwicklung, die sich auf Wunsch, Befehl und Einsicht vollzieht, führt zum Individualismus. Die Treue zum eigenen Gesetz ist die Voraussetzung zur

Persönlichkeitsentwicklung. Als Treue wird hier Vertrauen definiert. Es gibt keine Entfaltung der Persönlichkeit, ohne bewusster oder unbewusster moralischer Entscheidung für den eigenen Weg. So kommt zum kausalen Motiv - die Not - die bewusste moralische Entscheidung als Antrieb für den Prozess der Persönlichkeitsentwicklung hinzu. Die Entfaltung ist nur eine einfache Willensäußerung, wenn das kausale Motiv - Not - fehlt. Jedoch findet nur die bewusste moralische Entscheidungsfindung statt, bleibt die Entfaltung im einfachen und unbewussten Automatismus hängen. Aber für die bewusste moralische Entscheidung ist auch wichtig festzuhalten, dass man sich für den eigenen Weg entscheidet, "wenn man ihn für das Beste hält." (Jung, 1995, S. 103) Ein weiterer Faktor, der zur Persönlichkeitsentwicklung gehört, ist die Bestimmung. Man fühlt sich bestimmt, wenn man die eigene innere Stimme sozusagen der Bestimmung wahrnimmt. Unter einer Bestimmung versteht man, dass sich jemand von einer Stimme angesprochen fühlt. Historische Persönlichkeiten wie Johann Wolfgang von Goethe sowie Napoleon hatten sich offen darüber geäußert, dass sie ein Bestimmungsgefühl haben. Allerdings bleibt dieses Gefühl der Bestimmung nicht nur großen Persönlichkeiten vorbehalten. Es hängt von der Größe der Persönlichkeit ab, wie unbewusst und unbestimmt ein Ruf wahrgenommen wird. Je kleiner die Persönlichkeit ist, desto eher löst sie sich im Ganzen der Sozietät auf. Es wird nicht mehr nur die Stimme des Inneren, sondern insbesondere die Stimme der sozialen Gruppe mit ihren Konventionen wahrgenommen. Die eigene Bestimmung tritt durch die kollektiven Bedürfnisse in den Hintergrund.

4.2. Beschreibung der Typen

Zunächst will ich von C.G. Jung die Grundgedanken zu einer Klassifikation der Persönlichkeit zusammenfassen. Als nächsten Schritt will dann die beiden Grundtypen der Extraversion und Introversion im Einzelnen beschreiben.

4.2.1. Grundgedanken

Bei der psychologischen Typologie handelt es sich nicht um eine Beschreibung seelischer Ausstrahlungen eines gewissen Konstitutionstypus sondern um eine Formulierung seelischer Strukturelemente. Es gibt zwei grundsätzliche allgemeine Einstellungen: Die Charaktere werden daher in zwei Gruppen geteilt. Allerdings setzt diese Klassifikation gedanklich voraus, dass die ganze Menschheit nur aus zwei Lagern hochdifferenzierter Einzelwesen bestehen würde. So könnte man bei einer zu einem Lager verhältnismäßig differenzierten Persönlichkeit diesen Einstellungsunterschied zum andern Lager entdecken. Diese Differenzierung ist erst ab einem gewissen Grad sichtbar und kann damit eine praktische Stärke erlangen. Grundlegende Haltungen vermitteln sich durch Extraversion oder Introversion. Bei beiden Versionen gibt eine Unterscheidung von vier Funktionen, die sind Empfindung - Denken - Gefühl - Intuition. Nur geht der introvertierte anders als der extrovertierte Typus damit um, der eine mehr nach innen, der andere mehr nach außen gekehrt. Bei der Empfindung wird festgestellt, dass Etwas ist. Was dieses Etwas bedeutet, vollzieht sich beim Denken. Das Gefühl ermittelt, was Es wert ist. Das Vermuten und Ahnen über den eigenen Lebensinn und das Woher und das Wohin vollzieht sich in der Intuition. Beim Vermuten und Ahnen handelt es ich um irrationale Funktionen. Zukunfts-Annahmen orientieren sich nach dem bereits erlebten, möglicherweise ähnlich Vorkommenden und am wiederholt Gegebenen. Die rationale Urteilsfunktion vollzieht sich im Denken und Fühlen. Diese vier Funktionen sind zur Forschung diagrammatisch geordnet. Graphisch werden sie in einem Kreuz dargestellt: mit einer rationalen senkrechten Achse zur irrationalen waagrechten Achse. Allerdings wurden der Wille, das Gedächtnis sowie die Erinnerung vernachlässigt. Der Grund liegt in der Unterscheidung der vier Orientierungen, die das empirische Ergebnis einer typischen Klassifikation funktionaler Einstellung ist. Das menschliche Einzelwesen passt sich mit Hilfe einer differenzierten Funktion an und orientiert sich an ihr. Die allgemeinen Einstellungstypen zeigen die Richtung ihres Interesses und ihrer Libido und offenbaren ihre spezielle Einstellung zum Objekt. Die Beziehung zwischen Subjekt und Objekt ist eine Anpassungsfähigkeit. Jede Relation zwischen Subjekt und Objekt bedingt eine modifizierende Wirkung des Einen auf das Andere. Diese Modifikationen machen die Anpassung aus. Somit sind typische Einstellungen zum Objekt Anpassungsprozesse. Die Natur verläuft ständig über zwei grundlegend im Wechselspiel verschiedene Wege der Anpassung und der dadurch ermöglichten Weiterexistenz der lebenden Organismen mit ihren Eigenheiten und Vielfalt. Der erste naturgesetzliche Weg ist eine gesteigerte Fruchtbarkeit. Bei relativ schwacher Verteidigungsstärke und geringer

Lebensdauer einer Art gegenüber anderen. ist eine sehr ausreichend gesichert, beginnt rückläufig der zweite Weg, sofern man nicht in die Natur eingreift. Dieser biologische Grund ist nicht nur das Analogon, sondern auch die allgemeine Grundlage unserer beiden psychologischen Anpassungsmodi. Es wird darauf hingewiesen, dass ein Extravertierter einerseits sich beständig ausgeben und sich andererseits in alles hineinverbreiten wird. Ein Introvertierter andererseits weiß sich abzugrenzen gegen äußere Ansprüche wie auch zu verteidigen. Er will sich möglichst persönliche Energieausgaben ersparen, die sich auf das Objekt direkt beziehen, um sich selbst eine möglichst gesicherte und mächtige Position zu schaffen. (Vgl. Jung, 2003)

4.2.2. Extravertierter Typus

Folgende Grundlagen sind bei Extraversion zu betonen: als Erstes ist die Hinwendung zum äußeren Objekt zu bemerken. Bei diesem Typus ist eine Aufgeschlossenheit und Bereitwilligkeit gegenüber dem äußeren Vorgang zu entdecken. Er verlangt auf die äußere Umgebung einzuwirken und sich von dieser beeinflussen zu lassen. Diese Persönlichkeitsform hat die Lust und das Bedürfnis dabei zu sein und mitzuwirken. Die Fähigkeit Lärm und Betrieb zu ertragen, sowie die ständige Aufmerksamkeit auf die Beziehung zur Umwelt sind in diesem Zusammenhang festzuhalten. Ohne allzu genaue Auslese werden Freundschaften und der Bekanntenkreis gepflegt. Es ist diesem Persönlichkeitstypus sehr bedeutsam, wie und ob man auf die Umgebung wirkt. So ist eine starke Neigung zur eigenen Schaustellung zu bemerken. Die Weltanschauung und Ethik orientieren sich nach der kollektiven Neigung, oft verbunden mit der starken Betonung auf Altruismus. Das Gewissen ist von der Umgebungsmeinung sehr abhängig, weil dieser Typus gefallen und alles reicht machen will. Im Dunkeln ist das eigene Subjekt verborgen, das im Unbewusstsein verhüllt ist. (Vgl. Jung, 2003)

4.2.2.1. Rationaler Denk- und Fühltypus

Die allgemeine Einstellung des rationalen Bewusstseins orientiert sich am Objekt und am objektiv Gegebenen. Die objektiven Verhältnisse verursachen die häufigsten und hauptsächlichsten Entschlüsse und Handlungen. Interesse und Aufmerksamkeit folgen den objektiven Vorkommnisse, somit der nächsten

Umgebung. Die objektiven Vorkommnissen sind für diesen Typus von fast unerschöpflichem Reiz, so dass das Interesse normalerweise nie nach anderem verlangt. Die moralischen Gesetze des Handelns decken sich mit den entsprechenden Anforderungen der Sozietät, respektiv mit der allgemein geltenden moralischen Auffassung. Die extravertierte Ansicht erscheint hier als eine Einpassung in das objektiv Gegebene als eine völlige Anpassung. Die Einpassung ist begründet, da sie eine Anpassung mehr ist als ein üblich problemloses Mitgehen mit den jeweiligen Bedingungen der unmittelbaren Umgebung. Eine derartige Einpassung den normal extravertierten Typus beschränken. Die Normalität des extravertierten Typus wird durch den Umstand verursacht, dass er den gegebenen Verhältnissen relativ reibungslos eingepasst ist und keine andern Ansprüche hat, als die objektiv gegebenen Möglichkeiten auszufüllen. Zusätzlich hat diese Normalität die Wirkung, dass der Extravertierte die Tatsächlichkeit seiner subjektiven Bedürfnisse und Notwendigkeit viel zu wenig beachtet. Die Einstellung des Unbewussten konzentriert die Energie auf das subjektive Moment. Alle Bedürfnisse und Ansprüche werden mit Ratio durch eine allzu extravertierte Einstellung bewusst unterdrückt und verdrängt. Der Mensch trägt immer seine ganze Geschichte und die Geschichte der Menschheit mit sich. Der historische Teil aber stellt ein vitales Bedürfnis dar, dem eine weise Ökonomie entgegenkommen muss. Tatsache ist, dass die Einstellung des Unbewussten die Einstellung des Bewusstseins kompensiert. So wird das allgemeine psychische Gleichgewicht gehalten. Jedoch benimmt sich nicht jeder extravertierte Mensch ständig nach diesem vorgegebenen Schema eines Extravertierten. Es werden immer gleichzeitig Mechanismen der Introversion zu beobachten sein. In so einer Situation liegt die am meisten differenzierte psychische Funktion in extravertierter Anwendung, während die minder differenzierten Funktionen sich in introvertierter Anwendung befinden. So dringt die höherwertige Funktion ins Bewusstsein. Im Gegenzug unterliegt sie allerdings der Bewusstseinskontrolle und der bewussten Absicht. Gleichzeitig sind die minderdifferenzierten Funktionen weitgehend unterschwellig bewusst und sind der Willkür nicht so unterworfen. Die höherwertige Funktion drückt die der bewussten Persönlichkeit Absicht, Wille und Leistung aus. Bei den minder differenzierten Funktionen sind es die Dinge, die einem passieren. Das Besondere beim Denken ist die

Orientierung auf das nach dem Objekt und nach den objektiven Daten hervorzuheben. Das Kriterium der Beurteilung richtet sich nach dem Maßstab des Urteils, ob er von außen vermittelt oder ob er subjektiven Ursprungs ist. Bei der Richtung des Schließens liegt das Kriterium im Denken nach Außen. Das von Ratio bestimmte Denken führt in seinem weiteren Verlauf wiederum zu objektiven Gegebenheiten, zu äußeren Tatsachen oder allgemeinen, bereits gegebenen Begriffen hin. Die objektive Orientierung überwiegt beim extravertierten Denken. Es findet keine Änderung am Wesen der Denkfunktion statt, sondern nur eine Änderung in seiner Erscheinung mit zunehmender Erfahrung. Das Primat unter den psychologischen Funktionen fällt dem Denken zu. Vollbringung der Lebensleistung unter denkender Überlegung, das möchte der Mensch in zweiter Lebenshälfte. Die gesamte Lebensäußerung hängt von intellektuellen Schlüssen ab und der Orientierung an objektiven Tatsachen allgemeingültiger Ideen. Dieser Typus verleiht sich und auch seiner Umgebung gegenüber objektive Vernunft und setzt sie abwägend in Relation. An dieser orientiert sich die Unterscheidung zwischen gut und böse sowie schön und hässlich. Seine Gefühle werden zwar oft verdrängt, stauen sich auf und verstärken so ihren Einfluss heimlich schädigend im Denken. Im Zusammenhang des nur intellektuellen Standpunkts verändert sich auf Grund der Wirkung durch unbewusst persönliche Empfindlichkeit der Charakter, der dann dogmatisch und starr wird. Die Selbstbehauptung der Persönlichkeit wird auf diesen Wesenszug übertragen. Denken wirkt positiv, da es etwas schafft. Das führt zu neuen Tatsachen oder zu allgemeinen Auffassungen von Erfahrungsmaterialien. Allgemein synthetisch ist das Urteil dazu. Es zerlegt und baut gleichzeitig etwas Neues auf, indem es über die Auflösung hinausgeht und eine Zusammensetzung vollzieht. So verläuft die Art des Urteils prädikativ. Im Kanal des Denkens fließt als Charakteristikum dieses Typus seine Lebensenergie. Stetig fortschreitendes Leben drückt sich im Denken aus. Der Gedanke erhält einen progressiven und zeugenden Wesenszug. Das Fühlen hat eine unerlässliche Determinante - das Objekt. Die Bewertungen erfolgen nach den direkt objektiven Werten und orientieren sich nach Tradition und allgemein gültigen Wertmaßstäben. Das extravertierte Fühlen ist schöpferisch, wohltätig und vernünftig. Wenn das Objekt aber einen übertriebenen Einfluss auf das Subjekt gewinnt, gleicht sich diese Person dem Objekt extrem an. Der persönliche eigene Charakterzug des Fühlens, der kein typischer Hauptreiz ist, geht gegebenenfalls ganz verloren. Die aufgesetzte Gefühlskälte, Sachlichkeit und die verborgene gleichzeitige Unglaubwürdigkeit sind nun die Eigenschaften. Beim extravertierten Fühltypus entsprechen die Gefühle den objektiven Situationen und angepasst den allgemein verbreiteten Werten. Die lang aufgestauten Gefühle unterdrücken erst dann sein Denken, wenn sie aufbrechen, da das Denken sein Fühlen stört. So muss in dem Fall das selbstkontrollierte Denken verdrängt werden. Solange die rationale Persönlichkeit von den Gefühlszuständen noch nicht so beeinflusst ist, verhält sich das unbewusste Denken ist restlicher Logik nach ausgleichend. Zerbricht Persönlichkeit, wird sie in den Gefühlszuständen aufgelöst. Das führt dann zu Identitätsverlust und damit verbunden zur Unbewusstheit des Subjektes. Die beiden Typen - extravertierter Fühl- und Denktypus - sind rational urteilend, da sie durch das Primat vernünftig urteilender Funktionen bestimmt sind. (Vgl. Jung, 2003)

4.2.2.2. Irrationaler Empfindungstypus und intuitive Typus
Die Empfindung wird durch das Objekt bedingt. Es ist eine vitale Funktion, die mit dem stärksten Lebenstrieb ausgerüstet ist und damit eine sinnliche Bindung an dem Objekt stattfindet. Der objektive Tatsachensinn ist außerordentlich stark entwickelt. Die Entwicklung kann beim rohen Genussmenschen oder skrupellosen raffinierten Astheten enden. Die Intuition ist ein unbewusster Prozess, wobei ein Wesen mit spontanen Eingebungen schwer zu erfassen ist. Es entsteht bei diesen Typen eine gewisse Erwartungseinstellung zu Abenteuern. Da werden zunächst Bilder oder Anschauungen von Beziehungen und Verhältnissen vermittelt, die das Handeln stark beeinflussen können. Allerdings setzt diese Situation das Hauptgewicht der Intuition voraus. Die psychische Anpassung gründet sich weitgehend auf Intuitionen. Ahnendes Erfassen verdrängt das Denken, Fühlen und Empfinden. Da Empfindung als bewusste Sinnesfunktion die Intuition hemmt, wird auch am stärksten reale Empfindung und Vernunft verdrängt. Die Intuition orientiert sich am Objekt und ist somit von äußeren Situationen und Stimulationen abhängig. Die Moralität der Intuition liegt in der Treue des Typus zu seiner Anschauung. Er unterwirft sich willig ihrer Macht, nimmt sehr wenig Rücksicht auf das Wohlergehen seiner

Umgebung. Das Tun und Lassen gründen sich nicht auf Vernunftsurteile, sondern werden durch die Stärke der Wahrnehmung beeinflusst. Das objektiv Vorkommende ist diesen Typen gesetzmäßig durch Zufälligkeiten. (Vgl. Jung, 2003)

4.2.3. Introvertierter Typus

Bei der Introversion verläuft die Zuwendung zum Subjekt. Diese Persönlichkeit ist nicht leicht zu durchschauen, zieht sich vor dem Objekt zurück und wirkt auf die äußeren Vorgänge verschlossen. Misstrauen, Eigensinnigkeit sowie Neid gehören zu ihren Merkmalen. Angst vor Lächerlichkeit, sich zu blamieren, und die persönliche Empfindlichkeit sind nicht zu übersehen. Dieser Typus baut sich ein ausgedehntes Sicherungssystem auf, das aus zu verbergendem, folgenden Punkten bestehen kann: Skrupulosität - ängstliche Gewissenhaftigkeit - Pedanterie - Vorsicht - Sparsamkeit - peinliche Korrektheit - Sorgfältigkeit - Höflichkeit - wachem Misstrauen. Die Beziehungen zu seinen Mitmenschen werden erst ab einem gewissen Sicherheitsgefühl warm, das ihn dazu veranlasst, das seine Psyche schützende Misstrauen abzulegen. Er abstrahiert das Objekt und entzieht ihm damit die Libido, was der Übermacht des Objektes vorbeugen soll. (Vgl. Jung, 2003)

4.2.3.1. Rationaler Denk- und Fühltypus

Der introvertierte Denktypus orientiert sich am Subjekt, das durch ein subjektives Richtungsgefühl gekennzeichnet ist. Dies bestimmt die Urteile, die kalt, unbeugsam wie willkürlich und rücksichtslos wirken. Die Verstärkung seines Typus führt zu starren und unbeugsamen Überzeugungen. Das Denken ist positiv sowie synthetisch und entwickelt Ideen, die im steigenden Maße sich der ewigen Gültigkeit der Vorbilder annähern. Die Lockerung des Zusammenhangs mit der objektiven Erfahrung wirkt auf die Zeitgenossen mythologisch und für die gegenwärtige Zeit unrealistisch. So ist sein Denken für die Mitmenschen wertvoll, wenn es in ersichtlichem und nachvollziehbarem Zusammenhang mit den gegenwärtig bestimmten Tatsachen verbunden werden kann. Er schafft Fragestellungen und Theorien und ermöglicht Ausblicke und Einblicke. Allerdings ist er gegenüber Tatsachen, die seiner Denke entgegen stehen, sehr reserviert. Wenn Tatsachen gesammelt werden, dann sollen sie seine Theorien beweisen. Es besteht eine gefährliche Neigung, dass Tatsachen in Bilder hineingepresst oder ignoriert werden, damit sie seinem selbst geschaffenen Phantasiebild nicht widersprechen. Ideen, die aus der subjektiven Grundlage stammen, beeinflussen das Denken. Allerdings sollen die Ideen zur Vertiefung führen und nicht zu ihrer Verbreitung dienen. Der Menschentyp des Introvertierten neigt zur Zurückgezogenheit. Seine nach Außen getragene Höflichkeit, Liebenswürdigkeit und Freundlichkeit dienen dem Zweck, dass sie das Gegenüber entwaffnen soll. Bei stärkerer Nähe in der zwischenmenschlichen Beziehung kann die Meinung zu diesem Persönlichkeitstypen positiver ausfallen. Aber aus der Beobachtung heraus, wirkt diese Wesenart borstig, unnahbar und hochmütig. Die Überzeugungen werden starrer und unbeugsamer bei Verstärkung des Typus. Außenstehende Einflüsse finden dann kaum noch Beachtung. In diesem Fall wirkt die Person unsympathisch, weil ihre Gefühle nur erahnt und nicht klar wahrgenommen werden können. Nach außen wird zwar meist eine harmonische Unauffälligkeit gezeigt. Diese rational Introvertierten sind wie die rational Extravertierten nach Typenlehre auf vernünftig urteilenden Funktionen begründet. Bei dem introvertierten rationalen Typus gilt ein vernünftiges Urteil, das sich nach einem jedoch subjektiven Faktor beurteilt. Die Logik muss nicht gebeugt werden, da die Einseitigkeit in der Prämisse liegt. (Vgl. Jung, 2003)

4.2.3.2. Irrationaler Empfindungstypus und intuitiver Typus
Das Empfinden beim Introvertierten vollzieht sich anders als beim Extravertierten Typus. Hier gründet sich die Empfindung auf den subjektiven Anteil der Perzeption. Das kann man sehr deutlich am Kunstwerken erkennen, die äußere Objekte als Eindrücke wiederherstellen. Im Bereich der Kunst ist deutlich erkennbar, dass sich die Empfindung auf das Subjekt bezieht und zweitrangig das Objekt wahrgenommen wird. Die Entwicklung des introvertierten Empfindens läuft darauf hinaus, dass das Objekt nur als Anreger der Sinne betrachtet wird. Es ist allerdings festzuhalten, dass die Sinneswahrnehmung auf keinen Fall gestört ist. Der introvertierte Mensch sieht das Objekt und beschäftigt sich mit der durch den Reiz ausgelösten subjektiven Wahrnehmung. In diesem Zusammenhang ist festzuhalten, dass das introvertierte Empfinden die Hintergründe der physischen Welt psychisch

wahrnimmt. Der introvertierte Mensch orientiert sich an der Stärke des durch den objektiven Reiz verursachten subjektiven Empfindungsanteils. Durch seine interpretierende Beziehung auf das Objekt, fällt dieser Persönlichkeitstypus durch seine Passivität und vernünftige Selbstbeherrschung auf. Sein Unbewusstes wird durch die Verdrängung der Intuition hervorgehoben. Die Intuition bezieht sich auf die inneren Objekte, die auch als Teile dem Unbewussten gleichgestellt werden. Die Umsetzung der Intuition entnimmt aus der Empfindung also den Reiz zum sofortigen Handeln, indem sie hinter das Objekt blicken und damit das innere Bild entdecken will, dass die äußere Erscheinung bzw. Situation verursacht hat. Diese Persönlichkeitstypen sind oftmals Träumer und Seher aber auch Phantasten und Künstler. Es ist die Tendenz zu beobachten, dass dieser Persönlichkeitszug sich auf die Wahrnehmungsweise der Intuition eingrenzt. Abschließend ist bei dem irrationalen Empfindungstypus sowie intuitiven Typus festzustellen, dass nur eine Zurückhaltung sowie eher mal Passivität oder Unsicherheit und grundlose Verlegenheit gegenüber Mitmenschen zu beobachten ist. Die Umwelt neigt dazu, diese Persönlichkeitstypen zu unterschätzen und andere können manche Handlungen sowie Gedanken eines derartig Introvertierten kaum nachvollziehen. Für den Introvertierten ist es hingegen nicht verständlich, falls seine nach außen erscheinende Leistung nicht anerkannt wird. Diese Persönlichkeiten konzentrieren sich sehr auf die Vielfalt der subjektiven Ereignisse.
(Vgl. Jung, 2003)

4.3. Die Lebenswende
In diesem Abschnitt will ich über die Problematik des Kulturmenschen schreiben und dann die Bewusstseinsstufen untereinander abgrenzen. Im Abschnitt der zweiten Lebenshälfte will kurz wichtige Fakten zusammenfassen.

4.3.1. Problematik des Kulturmenschen
"Das seelische Leben des Kulturmenschen ist voll Problematik." (Jung, 2001, S. 157) Die seelischen Vorgänge bestehen seit jeher aus Überlegungen, Zweifeln und Experimenten. Wenn das Bewusstsein zunimmt, entsteht auch psychokulturelle Problematik. Da der Mensch sich gegen seine Instinkte wehrt

und davon sogar abweicht, entwickelt sich verändertes Bewusstsein, um zu überleben. Allerdings bedingt dieses auch gewisse Anpassung an die Kultur. Die Natur besteht aus Instinkten. Da der Mensch sich nach seinem Bewusstsein orientiert, verliert er damit seinen ursprünglichen Bezug zur Natur, als wären wir keine Natur. Andere Zeiten und Probleme werden auch durch das Bewusstsein wahrgenommen. Aber zur Wahrnehmung benötigen wir zudem die Erkenntnis. Aber jede Erkenntnis muss mit einem psychischen Inhalt zusammenhängen. Denn zusammenhanglose Inhalte werden wir nicht erkennen und daher uns nicht bewusst ohne Verknüpfungen.

4.3.2. Bewusstseinsstufen

Aus einem einfachen Zusammenhang zweier oder mehrerer psychischer Inhalte besteht die erste Bewusstseinsform, die wir als erste Stufe beobachten und erkennen können. Das Bewusstsein ist somit sehr mit der Vorstellung von einigen Zusammenhangsreihen gefestigt. In den ersten Lebensjahren ist kein fortlaufendes Gedächtnis vorhanden. Allerdings scheint es ein paar Bewusstseinsinseln zu geben. Aber diese enthalten neue wesentliche Inhaltsreihen des vorstellenden Subjektes, des Ichs. So kann man bei der Entwicklung feststellen, dass ein Kind von sich anfangs in der dritten Person spricht. Diese erste Phase ist gekennzeichnet durch einen anarchischen bzw. chaotischen Zustand. Erst später, wenn das Kind von sich in der ersten Person spricht, entsteht das Gefühl des Subjekt- oder Ichseins. Auf dieser zweiten Stufe beginnt die Gedächtniskontinuität, die somit ein Ablauf der Icherinnerungen wäre. Auf kindlicher Bewusstseinstufe hängt das Kind noch eigene Überlebenschance von seinen Eltern ab. Da so zunächst vom unbehaupteten Subjekt nichts Eigenverantwortliches großer Tragweite abhängt, kennt dieses Bewusstsein noch keine Probleme. Die Ausbildung des Ich-Komplexes ist eine monarchistische oder monistische Phase. Die bewusste Abnabelung von den Eltern - die seelische Geburt - erfolgt in der Pubertät mit dem tritt in die Sexualität. In dieser physiologischen Revolution geht auch eine geistige mit einher. Die Betonung des Ichs mit der formdeutlich sich verändernde körperlichen Erscheinung, führt nun zu einem übermäßigen Ausdruck des Ichs, damit verbunden die sogenannten Flegeljahre. Bis zu dieser Entwicklungsphase verläuft die individuelle Psychologie weitgehend triebmäßig normal und unproblematisch. Aber dann entsteht der persönlich problematische Zustand: Wenn neben der Ichreihe eine zweite Inhaltsreihe zur gleichen Stärke kommt, entsteht eine innere Entzweiung. Diese vierte Stufe des Bewusstseins der in einer Zweiheit ist ein dualistischer Zustand. Hier handelt es sich um die Problematik des Jugendalters zur Persönlichkeitsfindung. Sie erstreckt sich von unmittelbarer Nachpubertätszeit bis zur ungefähren Lebensmitte dem ca. 35. / 40. Lebensjahr. (Vgl. Jung, 2001)

4.3.3. Zweite Lebenshälfte

Die in der ersten Lebenshälfte ausgelebten Eigenschaften können unausgewogen verbraucht werden. Ein innerer Reifeprozess erzwingt Einsicht auf bewussteres, konzentriertes Leben. Für den jungen gesunden Menschen, der sich in der ersten Lebenshälfte befindet, ist es nicht so notwendig, sich nur selbst mit sich auseinandersetzend zu beschäftigen, denn er hat über sein Ego hinaus Entscheidungen und Verantwortungen. Aber von reifenden Personen ist es verpflichtend und notwendig, ihr bisher Selbst zu betrachten. Es ist festzuhalten, dass der Erwachsene sich Ziele steckt, privat und beruflich vor allem, die es zu erreiche gilt als sein Fundament. Der Lebenszweck liegt nun in der zweiten Lebenshälfte in der Erweiterung des Lebens für, die Nachkommenschaft, bzw. für die eigene Familie, sich einzubringen auch für Gesellschaft und Kultur. Allerdings ist es für die meisten Menschen schon ab Lebensmitte schwer, sich mit dem Sinn und Zweck des Alterns abzufinden. Viele fokussieren sich zu sehr auf ewiges Jungbleiben wollen oder auf das Verblassen der persönlichen früheren Ideale. Allerdings wird insbesondere den Senioren auch bewusst, dass sie noch so viel geplant haben und noch so viele Aufgaben unerledigt sind, weil die Lebensuhr so unermüdlich rennt. Dieser Personengruppe müsste die Aussicht in die persönliche Zukunft ohne Panikmache vermittelt werden. Im sogenannten Ruhestand hat man erst recht die Chance, Erfahrungen zu vermitteln. Viele große Religionen versprechen Jenseitsverheißungen, einen überweltlichen Zielpunkt, der den Menschen ermöglichen könne in der zweiten Lebenshälfte mit der gleichen Zielstrebigkeit zu leben wie in der ersten Hälfte. Jedoch ist das Glaubenkönnen gegenwärtig sehr schwer geworden. Durch die wissenschaftlichen Erkenntnisse ist der ursprüngliche Weg des natürlichen Alterns nicht mehr begehbar. Das ist sehr bedauerlich. Mit einem zielgerichteten Leben verbringt man gesünder, reicher und besser die Zeit nach der Lebenswende. Die Wahrnehmung eines Zieles im irdischen Vergehen und Aufgehen in anderer Form soll erstrebenswert sein. Alle Religionen sind mit einem überweltlichen Ziel vernünftig, wenn diese als seelische Hygiene betrachtet werden. (Vgl. Jung, 2001)

5. Schlussgedanke - Zusammenfassung wesentlicher Punkte

Die Persönlichkeit ist ein einzigartiges, relativ überdauerndes und stabiles Verhaltenskorrelat. Der Mensch befindet sich im Austausch mit der Umwelt, diese als Person-Umwelt-Relation bezeichnet wird. Der Gegenstand der Persönlichkeitspsychologie ist allerdings nicht nur die in der Umwelt erlebende und handelnde Person, sondern auch die im Handeln und Erleben sich ändernde Person einer sich ändernden Umwelt. Die Aufgaben der Persönlichkeitspsychologie liegen in der Beschreibung, Erklärung, Vorhersage und Veränderung individuellen Erlebens und Handelns. Bei der Persönlichkeitsveränderung im Alter gab es leider noch nicht so intensive Forschungen. Die Untersuchungen beschränkten sich auf die Erfassung der kognitiven Leistungsfähigkeit und sozialen Interaktion.

Bei C.G. Jung ist festzuhalten, dass der Erwachsene ein ewiges Kind sei. Die Persönlichkeit führt zur Entwicklung der Ganzheit, die allerdings als Endziel nie zu erreichen ist. Als Keim im Kind entwickelt sich die Persönlichkeit und verändert sich im Lebensverlauf. Die Eigenschaften der Persönlichkeit sind hier festgehalten als Bestimmtheit, Ganzheit und Reifung. Die Persönlichkeit lebt von höchster Lebensmut und absoluter Zusage an das individuell Seiende. Sie ist auch in der Unerreichbarkeit der Ganzheit als Ideal zu verstehen, das allerdings als Wegweiser und nicht als Ziel zu betrachten ist. Die Voraussetzung zur Persönlichkeitsentwicklung ist die Treue zum eigenen Gesetz. In diesem Zusammenhang wird die Treue als Vertrauen definiert. Das eigene Persönlichkeitsgesetz umgrenzt die bewusste und unbewusste moralische Entscheidung für den eigenen Weg. Bei seinen Typologien geht Jung von vier Funktionen als Ausgangspunkt aus: Die Empfindung - Denken - Fühlen - Intuition. Die Orientierung ist bei Extraversion zum Objekt, bei der Introversion zum Subjekt. In Zusammenhang mit der Lebenswende wird die

Problematik des Kulturmenschen erwähnt: Der Verlust des Bezugs zur Natur führt zur Instinktlosigkeit. So muss sich ein Bewusstsein entwickeln, das die Kultur voraussetzt. Die Bewusstseinsstufen werden in vier Phasen untergliedert: Bei der ersten handelt es sich um einen anarchischen bzw. chaotischen Zustand, in dem das Kind von sich in der dritten Person spricht. Darauf folgt die zweite Phase - monarchistischer bzw. monistischer Zustand -, in der die Gedächtniskontinuität beginnt. Hier bildet sich auch der Ich - Komplex. In der dritten Phase findet die physiologische und geistige Revolution statt. Hier kriegt das Ich vorübergehend einen übermäßigen Ausdruck. In der Nachpubertät bis zur Lebensmitte beginnt ein Bewusstsein der Zweiheit. Der Mensch befindet sich in einem dualistischen Zustand, den er in sich zu meistern hat, um in der zweiten Lebenshälfte eine ausgeglichene Persönlichkeit zu sein.

Literaturliste:

Jung, C.G. Vom Werden der Persönlichkeit. (S. 97 - 116) In: Jung, C.G. Wirklichkeit der Seele. Deutscher Taschenbuch Verlag, 3. Auflage, München 1995

Jung, C.G. Die Lebenswende. (S. 157 - 172) In: Jung, C.G.: Seelenprobleme der Gegenwart. Deutscher Taschenbuch Verlag, München, 2001

Jung, C.G.: Typologie. Deutscher Taschenbuch Verlag, 7. Auflage, München 2003

Lehr, Ursula: Psychologie des Alterns. Quelle & Meyer Verlage, 8. Auflage, Wiesbaden 1996

Schneewind, Klaus A.: Persönlichkeitstheorien I. Wissenschaftliche Buchgesellschaft, 2. Auflage, Darmstadt, 1992